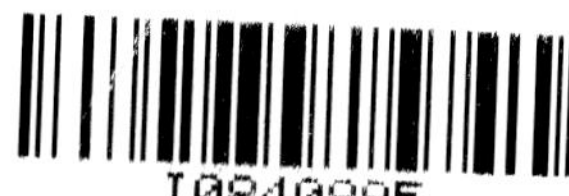
I0840895

www.ingramcontent.com/pod-product-compliance
Lightning Source LLC
Chambersburg PA
CBHW061357250726
48657CB00004B/1530